AF264107

DE LA

LADRERIE DU PORC

AU POINT DE VUE

DE L'HYGIÈNE PRIVÉE ET PUBLIQUE

———

LECTURE

FAITE A L'ACADÉMIE IMPÉRIALE DE MÉDECINE
DANS LA SÉANCE DU 10 FÉVRIER 1863

PAR

A. DELPECH,

Professeur agrégé à la Faculté de Paris,
médecin de l'hôpital Necker.

———

PARIS

J.-B. BAILLIÈRE et FILS,

RUE HAUTEFEUILLE, 19.

1863

EXTRAIT DU BULLETIN DE L'ACADÉMIE IMPÉRIALE DE MÉDECINE,
1863. (Tome XXVIII, page 354.)

DE LA

LADRERIE DU PORC

Les questions le plus anciennement examinées, celles qui dans tous les temps ont eu le privilége de fixer l'attention des savants et des législateurs, peuvent, en raison de la marche progressive des découvertes scientifiques, prendre à des époques variées un intérêt tout nouveau.

L'examen historique des opinions qui se sont produites au sujet des avantages et des inconvénients que présente l'usage de la viande de porc employée pour l'alimentation de l'homme en est une preuve bien évidente.

Tantôt absolument repoussé comme indigeste ou impur, tantôt accueilli avec une grande faveur, cet aliment, depuis les temps les plus éloignés, avait été de plus, au point de vue de ses altérations possibles, l'objet d'une attention toute particulière.

Cette attention manifestée par des règlements publics ou par des coutumes dont l'histoire a conservé la trace, portait surtout sur le développement dans la chair musculaire de l'animal de corps particuliers dont l'origine, la nature et l'influence sur la santé de l'homme donnaient naissance à des appréciations diverses.

Toutefois ces opinions différentes n'avaient pu s'exercer utilement que sur le fait expérimental des qualités sapides ou digestibles de la viande ainsi altérée, puisque la nature même de la ladrerie échappait d'une manière absolue aux observateurs.

La découverte faite vers la fin du XVIIe siècle du cysticerque ladrique par Malpighi, découverte précédée par les remarquables observations de Redi, et les beaux travaux de Goeze au siècle suivant jetèrent tout à coup sur cette question un jour nouveau.

Il était réservé à van Beneden, à Kuchenmeister et à Leuckart, et après eux aux observations confirmatives d'habiles et judicieux observateurs, en démontrant les transformations, et les états successifs des vers cestoïdes, de la faire entrer dans une phase jusqu'alors à peine entrevue.

L'hygiène publique et privée doit dès à présent s'emparer de ces recherches.

Il est nécessaire d'examiner au point de vue nouveau tout ce qui concerne la production et la vente de la viande de porc ladre, les inconvénients de sa consommation comme aliment, les moyens s'il en existe de combattre ces inconvénients et de signaler les précautions au moyen desquelles on pourrai diminuer la fréquence de la ladrerie. Il y a lieu de se demander si, pour ce qui touche spécialement à cette affection, la réglementation des marchés et des abattoirs doit rester la même, ou se modifier plus ou moins profondément.

Telles sont les questions qui se présentent dès l'abord à l'esprit lorsque l'on fixe son attention sur ce sujet, mais lorsqu'on le pénètre plus profondément on s'aperçoit qu'il offre à étudier d'autres points de vue non moins intéressants.

La sécurité du commerce, l'honnêteté des transactions sont à chaque instant menacées ou violées par le fait de la loi qui saisit dans les marchés et dans les abattoirs les porcs atteints de ladrerie, et qui ne protége en aucune façon le marchand qui les y amène contre les fraudes de l'éleveur ; de là des pertes considérables et des ruines imméritées.

L'hygiène a le droit et le devoir de pénétrer dans ces questions législatives, qui intéressent de si près l'alimentation publique, l'un des objets les plus pressants de ses études. Je les ferai donc rentrer dans le travail que j'ai l'honneur de soumettre à l'Académie.

Mais ce travail dépassant de beaucoup les limites d'une lecture, je me contenterai d'en établir la disposition générale et d'en citer les conclusions.

Il commence par une étude rapide des faits anciens qui

concèrnent la ladrerie généralement connue à l'époque
d'Aristophane, signalée par Plutarque, décrite par Aristote,
par Rufus dans la collection d'Oribase, et après tant de siècles
où sa connaissance n'a fait aucun progrès, mise en lumière par
Malpighi comme affection parasitaire. Puis viennent les travaux
de Pallas, de Goëze, de Siebold, et enfin les découvertes et les
expériences de van Beneden, de Kuchenmeister, de Lewald, de
Haubner, de Leuckart, d'Aloys Humbert (de Genève).

De l'examen de ces nombreux travaux résultent pour moi
les conclusions suivantes appuyées par plusieurs observations
que j'ai recueillies :

1° Dans l'état actuel de la science, le cysticerque ladrique
et le *tænia solium* sont deux phases successives du développement du même animal.

2° Dans la première de ces deux phases, son habitation presque exclusive ou du moins de beaucoup la plus commune est le
porc, et son habitation exclusive dans la seconde l'intestin de
l'homme.

3° Le cysticerque ladrique transporté dans les organes
digestifs de l'homme s'y développe à l'état de *tænia solium*, et
d'un autre côté, à l'exception peut-être de la transmission
héréditaire très probable mais encore douteuse, l'ingestion
par le porc des œufs du *tænia solium* est pour lui la cause
nécessaire de la ladrerie.

Dans le second chapitre sont recherchées les causes secon-
daires de cette affection. La race semble exercer sur sa production, comme prédisposition du moins, une remarquable
influence. Ainsi de toutes celles qui alimentent les marchés
de Paris, la race limousine est celle qui en offre les exemples
les plus nombreux. C'est une race à chair pleureuse, plus
molle, plus blanche lorsqu'elle est cuite, et frappée par suite
d'un certain degré d'infériorité de prix.

L'hygiène, en dehors même de la précaution indispensable
d'empêcher les porcs de manger les excréments de l'homme,
exerce aussi une influence marquée sur l'aptitude à contracter la ladrerie. Des soins de propreté, une vie convenablement
tonique semblent s'opposer à la généralisation de l'affection

parasitaire, inconnue chez le sanglier, du moins à un degré avancé.

Pour arriver aux conclusions pratiques qui doivent résulter de ce travail, je passe ensuite à l'examen des divers modes d'introduction du cysticerque dans les organes du porc, et j'en admets deux, l'un démontré, l'autre plus que probable.

Le premier consiste dans l'ingestion par les voies alimentaires des œufs de ténia libres ou contenus encore dans les proglottis ou cucurbitains.

Il est rendu incontestable par bien des faits et entre autres par l'expérience si connue de Kuchenmeister et de Haubner répétée par Leuckart. Ces observateurs ayant donné à des époques successives à des cochons de lait des anneaux de *tænia solium*, et ayant tué ces animaux à des intervalles inégaux, trouvèrent des cysticerques arrivés à des états plus ou moins avancés de développement correspondant aux époques d'ingestion.

Le second mode de pénétration du cysticerque chez le porc est moins nettement démontré. Il consiste dans la transmission héréditaire. Or, les faits connus de porcs naissants et atteints de ladrerie sont extrêmement rares; il n'en existe peut-être pas un seul de bien concluant, si l'on ne considère comme tel celui que cite Hurtrel d'Arboval. Plusieurs démontrent, il est vrai, l'existence, fort rare encore, du cysticerque chez des cochonnets très jeunes, mais on ne doit pas oublier que les porcs de lait mangent dès leur naissance et qu'il y a là une cause d'erreur. Je suis toutefois disposé à admettre la ladrerie congénitale, en raison du développement déjà complet des cysticerques observés par Toggia chez un porc de douze jours. Ce temps est bien court en effet, pour que des œufs de ténias introduits par l'alimentation, aient pu se transformer en cysticerques parfaits.

Cette transmission héréditaire n'est admissible que de la truie au fœtus. Les observations de Leuckart démontrent que vingt-quatre heures après l'ingestion des cucurbitains du *tænia serrata*, on trouve dans le sang de la veine porte des lapins, des embryons hexacanthes, et leur transport dans la profondeur des tissus où ils se développent par le sang des vaisseaux qu'ils ont traversés, ne peut être mis en doute maintenant. C'est en pénétrant dans le placenta qu'ils sont transmis au fœtus, mais je repousse absolument la possibilité de l'infection par le verrat de l'ovule qu'il féconde, admise par Lafosse.

Comment dans les faits ordinaires et pratiques au point de vue de l'hygiène, les porcs ingèrent-ils les œufs ou les cucurbitains du *tœnia solium?* L'abandon de tout soin, l'habitude où l'on est de les laisser chercher leur nourriture sur les fumiers, sur les chemins où ils mangent fréquemment des excréments humains, répondent suffisamment à cette question.

De l'étude des causes de la ladrerie je passe à la description de ses caractères anatomiques et de ses symptômes dans la mesure que comporte le but de ce travail.

M'appuyant sur plusieurs autopsies de porcs ladres dont j'avais observé quelques-uns d'ailleurs pendant la vie, j'établis, après avoir passé rapidement sur les caractères du cysticerque lui-même, les faits suivants :

La ladrerie peut se développer suivant deux formes principales : tantôt et le plus rarement elle envahit tout l'organisme à la fois avec une intensité d'ailleurs très variable ; tantôt elle se développe sur un point d'où elle paraît se propager par contiguïté.

Ce dernier fait est le plus fréquent. La partie antérieure du corps en est le plus ordinairement, mais non pas constamment affectée en premier lieu. Voici l'ordre dans lequel l'extension de l'affection parasitaire se fait le plus souvent :

La langue est souvent atteinte dès le principe, et dans quelques cas rares l'affection paraît s'y être bornée. (Louchard.) On y constate sur les parties inférieures et latérales et vers le frein, des vésicules elliptiques transparentes et légèrement opalines présentant une tache d'un blanc mat qui correspond au cysticerque dont elles constituent la vessie caudale.

Ce caractère, connu depuis l'antiquité, a servi à toutes les époques au diagnostic de la ladrerie sur l'animal vivant. Il se constate par la vue et aussi par le toucher en raison de la saillie des vésicules ladriques. On donne à cet examen le nom de langueyage, et le nom de langueyeurs aux hommes qui le pratiquent. Dès l'origine de l'affection, la conjonctive présente, mais bien moins fréquemment, des cysticerques dans son épaisseur.

Le tissu musculaire lingual, celui des muscles du cou, puis la masse charnue de l'épaule, sont les points qui sont le plus ordinairement atteints de ladrerie, c'est là que l'on en recherche les traces dans les abattoirs. Ce sont les parties que l'on saisit, souvent même lorsqu'on laisse entrer dans la consommation alimentaire le reste de l'animal. Puis viennent le cœur, les muscles intercostaux, les piliers du diaphragme, les muscles des lombes et les jambons.

Ainsi c'est en général d'avant en arrière que l'on rencontre successivement, soit les parties qui sont le plus fréquemment atteintes, soit celles qui le sont à une période plus avancée, soit celles enfin où la maladie arrive le plus tôt à un grand degré de développement.

Mais ce fait général souffre de nombreuses exceptions dont j'ai cherché à expliquer l'origine. Le jambon peut être la partie la plus malade, les vésicules linguales peuvent manquer absolument, et cela dans des cas assez fréquents encore, chez des animaux profondément infectés, c'est là ce qui fait la difficulté du diagnostic de la ladrerie, et ce qui justifiera quelques-unes des conclusions que j'aurai à poser.

Il en sera de même d'une observation au sujet de laquelle je diffère de la plupart des auteurs.

Les observateurs les plus recommandés, van Beneden et Gervais par exemple, signalent les masses graisseuses comme l'un des points où l'on trouve principalement les cysticerques ladriques. Je crois au contraire, qu'ils ne s'y rencontrent que d'une manière fort exceptionnelle.

Je n'insiste point sur leur présence dans les autres organes ; qu'il me suffise de dire que l'animal arrivé à une période extrême de l'affection peut, pour ainsi dire, voir tous ses tissus remplacés ou dissociés du moins par des vésicules parasitaires.

Mais ces faits excessifs n'ont aucun intérêt au point de vue
de l'hygiène.

Les symptômes de la ladrerie chez le porc vivant, dans les
cas moyens, sont peu tranchés. Enlevez les vésicules linguales
et conjonctivales et tout est douteux. La sensibilité du groin
signalée par Greve, l'insensibilité des autres parties du tégu-
ment externe, la stupidité de l'animal et sa tristesse, suivant
quelques modernes, suivant Aristote au contraire, son agita-
tion constante surtout du train de derrière, son appétit exa-
géré ou diminué, l'état terne des yeux, la petitesse et l'inéga-
lité du pouls, la respiration ralentie, le cri plus ou moins
altéré et enroué, les soies peu adhérentes et portant à leur
point d'insertion une tache sanglante, ce que je n'ai jamais observé, l'enflure des ganaches niée par Hurtrel d'Arboval et
que je n'ai pu constater non plus, aucun caractère enfin bien
tranché ne peut mettre sur la voie de l'existence des para-
sites.

L'animal a la plus belle apparence, il ne maigrit ou ne
s'infiltre qu'au terme extrême de la cachexie et à une époque
où il ne viendrait à personne l'idée de le faire servir à la consommation. Ainsi, sauf les résultats du langueyage, quel-
quefois aussi et par exception les épaules un peu remontées,
rien ne peut faire soupçonner au premier aspect l'état des
chairs musculaires, et le plus ordinairement c'est en fendant
l'animal qu'on le constate.

Le signe fourni par l'examen de la langue manque lui-
même, ainsi que je l'ai dit, assez fréquemment, mais il peut
en outre disparaître par une pratique fort usitée chez les éle-
veurs, et à laquelle on donne généralement le nom d'épinglage.
Cette pratique consiste à ouvrir avec la pointe d'un couteau
bien tranchant ou avec des ciseaux les vésicules sublinguales
et à laisser se cicatriser les plaies qui en résultent. Ces plaies
suppurent assez longuement et se ferment avec quelque peine.
Pendant une durée assez prolongée un langueyeur habile en
reconnaît l'origine, malgré les contestations des vendeurs qui
les attribuent à des morsures que l'animal s'est faites. Plus
tard toute trace disparaît et le diagnostic est impossible.

Sur d'autres points, dans le département de la Creuse par exemple, ainsi que je m'en suis assuré en questionnant quelques habitants des campagnes, on n'ouvre les kystes parasitaires que la veille du marché, et par une coutume traditionnelle on fait manger au porc du chènevis trempé dans du lait.

L'épinglage n'est pas la seule fraude employée pour faciliter la vente de la chair infectée de ladrerie. Après l'abatage de l'animal il est assez facile de cacher, extérieurement du moins, l'état de la viande exposée en vente.

Lorsqu'une section a été faite pour la débiter, la tranche présente les cysticerques dans deux états différents. Quelques vésicules peuvent être restées entières si le couteau n'a fait qu'effleurer l'interstice musculaire où elles sont logées ; la plupart ont été déchirées et les corps des cysticerques restés adhérents représentent des grumeaux d'un blanc mat semblables à des grêlons répandus sur la surface de la coupe. De là les noms de χάλαζαι employé par Aristophane et Aristote, de *grandines* dans les auteurs latins, de chairs sursemées dans les édits des parlements et dans les ordonnances des rois de France. Si l'on racle avec un instrument tranchant les viandes ainsi altérées, les cysticerques disparaissent et il faut une coupe nouvelle pour constater l'altération. On peut donc la cacher à l'acheteur et le tromper sur la qualité de la marchandise vendue.

Les autres caractères des chairs ladres crues sont une pâleur et une mollesse marquées, une humidité très appréciable qui résulte de l'écoulement de l'eau que renferment les vésicules. Elles s'altèrent en outre avec une grande facilité.

Cuites sur le gril, elles décrépitent par la rupture des kystes ; bouillies, elles donnent un bouillon pâle, peu savoureux ; les grains devenus durs craquent sous la dent en raison des particules calcaires qu'ils contiennent. C'est donc là un aliment désagréable et repoussant lorsque les cysticerques sont un peu abondants.

Le danger qu'il présente est-il en rapport avec la répugnance qu'il inspire ? C'est là une question qui a été bien différemment tranchée. Je me contenterai de l'examiner au point de vue des recherches nouvelles, et surtout en me basant sur mes observations personnelles.

L'habitude de manger de la viande crue ou assez peu cuite pour que tous les cysticerques qu'elle contient n'aient pas été tués, est moins rare qu'on ne le croit. J'en rapporte plusieurs exemples, en voici deux que je résume en quelques mots.

Un jeune mécanicien français s'engage dans les troupes de Garibaldi. Dans les environs de Bologne, campé en plein air, dépourvu d'autres aliments, il mange du porc cru. L'un de ses camarades, ancien charcutier à Paris, fait cette remarque que ce porc est ladre. Ils n'en continuent pas moins leur repas. Le premier, revenu en France, rend d'abord des cucurbitains, puis de longs fragments d'un ténia dont il se débarrasse par un traitement approprié.

Le fils, maintenant âgé de cinq ans, de M. le docteur G... (de Paris), a été élevé par une femme qui lui a fait contracter l'habitude qu'elle avait elle-même de manger de la viande de porc cru. L'enfant, chose rare à son âge, est atteint du ténia. Il est traité par l'emploi des graines de citrouille et il rend dans le courant de décembre dernier un *tœnia solium* de 4 mètres de longueur. On l'a surpris il y a quelques jours encore mangeant un morceau de boudin cru.

Je n'insiste pas sur ces faits confirmés maintenant par tant d'expériences, et je conclus que la viande de porc ladre crue ou mal cuite peut donner le ténia.

Quels sont ses inconvénients lorsqu'elle a été portée par la cuisson à une température supérieure à celle de la coagulation de l'albumine, à une température de 100 degrés par exemple, assez prolongée pour avoir pénétré toute son épaisseur et pour avoir entraîné la mort de tous les cysticerques ?

Certes je ne la recommanderai pas comme aliment à des convalescents ou à des malades, mais je crois, en faisant toutes réserves, que des hommes vigoureux, à facultés digestives puissantes, peuvent la manger lorsqu'elle est fraîche et que les cysticerques sont peu abondants, sans inconvénients sérieux. Cette opinion a été acceptée par Hurtrel d'Arboval, Lafosse,

Davaine (1) et d'autres observateurs, sans qu'ils aient cité des faits à l'appui.

J'ai interrogé avec soin pour ma part beaucoup d'hommes employés sur les marchés ou dans les abattoirs à porcs. Un assez grand nombre avaient mangé par économie ou par indifférence, du cochon ladre à une période moyenne ou légère de l'affection. Ce sont des hommes actifs, vigoureux, et tous affirment qu'une digestion difficile a été le plus grand dommage qu'ils aient jamais éprouvé. Tous insistent sur ce fait que la viande dont ils ont fait usage était fraîche et bien cuite.

D'un autre côté, je tiens de M. Louchard, vétérinaire habile, inspecteur principal de la boucherie de Paris, un fait dans lequel l'ingestion d'un ragoût de porc ladre aurait été suivie pour toute une famille d'accidents sérieux.

J'inclinerais à penser que la chair ainsi malade subit plus rapidement certaines altérations spéciales, et que l'on peut trouver là l'origine des accidents d'intoxication, déterminés par la viande de porc, rassemblés par A. Tardieu (2).

La viande ladre, pour être salée, demande beaucoup plus de sel que la viande saine, en raison de la dissolution qui s'opère par l'écoulement du liquide contenu dans les vésicules.

Est-elle, dans cet état, exempte de tout danger? Je n'ai aucune expérience personnelle pour juger cette question; — on répondait autrefois par l'affirmative. Dès l'année 1475, une ordonnance de Robert d'Estouteville, garde de la prévôté de Paris, permet de vendre au poteau de la halle « les lards et chairs de porcs ladres et sursemez .... mis au sel pendant quarante jours ». Une ordonnance du prévôt de Paris en date du 15 avril 1488, des arrêts du parlement rendus en 1601 et en 1676, confirment cette tolérance sur la valeur de laquelle je n'oserais me prononcer d'une manière absolue.

Toutefois les observations récemment faites sur les trichines me donnent des doutes très sérieux, et je ne crois pas qu'il y

____

(1) *Traité des entozoaires et des maladies vermineuses de l'homme et des animaux domestiques.* Paris, 1860.

(2) *Dictionn. d'hygiène publ.*, 2ᵉ édit., t. I, p. 369, art. CHARCUTERIE.

ait lieu, jusqu'à plus ample informé, de permettre la vente des chairs ladres salées.

Je passe tout le curieux détail de la sage réglementation qui, depuis les temps antiques, éloignait des marchés la viande atteinte de ladrerie, prescriptions religieuses, coutumes grecques, lois romaines, édits royaux, lettres patentes, ordonnances des officiers de la couronne, droit coutumier, arrêts du parlement, décrets de la convention, ordonnances de police, pour arriver au régime actuel dont je dois résumer sommairement les principales dispositions.

A Paris, tous les porcs présentés ou non au marché doivent, à de rares exceptions près prévues dans les règlements, et que je regarde comme dangereuses, être abattus, habillés et fendus dans les abattoirs publics.

Le langueyage, légalement exigé jusqu'au siècle dernier, est maintenant facultatif, c'est après l'habillage seulement que le porc est examiné par un inspecteur spécial, qui le déclare sain ou atteint de ladrerie. Dans ce dernier cas, trois degrés peuvent être admis : 1° quelques cysticerques très isolés sont disséminés dans les chairs musculaires; 2° quelques parties, les épaules le plus ordinairement, en présentent un assez grand nombre; 3° tout le corps est envahi.

Au premier degré l'animal est livré à la consommation ; au deuxième on se contente en général d'enlever les points les plus malades; au troisième le porc est saisi.

Lorsque la saisie a été opérée, si le marchand proteste, il peut en appeler en dernier ressort au vétérinaire spécialement nommé par l'administration supérieure.

Si la saisie est maintenue, l'équarrisseur prévenu enlève le porc entier au prix de 15 centimes la livre, c'est-à-dire à trois quarts de perte. Toutefois le charcutier peut faire sortir la graisse de l'abattoir, mais seulement lorsque, arrosée d'essence de térébenthine, elle est devenue impropre à l'usage alimentaire.

Ainsi voilà sur un seul porc une perte qui peut aller jusqu'à la somme de 100 francs et au delà infligée au charcutier, qui n'a fait qu'acheter dans une transaction honnête de sa part un animal atteint d'une affection dont les signes absents ou frauduleusement détruits rendaient tout contrôle impossible.

Avant la promulgation de la loi du 20 mai 1838, il n'en était pas ainsi. La ladrerie, admise comme vice rédhibitoire, en vertu de la législation coutumière sanctionnée par les articles 1641 et 1648 du Code Napoléon, rendait le marché nul et faisait supporter par l'éleveur la perte de l'animal.

Malgré l'avis officiellement formulé des écoles vétérinaires et les efforts de MM. Renault, Huzard, Leblanc, Bouley, dont les opinions furent apportées à la tribune par plusieurs orateurs, la ladrerie fut effacée par les chambres législatives du nombre des vices rédhibitoires.

Dans une discussion trop longue pour trouver place ici, je m'efforce de démontrer les graves inconvénients d'une semblable décision, et d'établir que la ladrerie rentre à tous égards dans la définition légale des vices rédhibitoires, qui, suivant l'article 1641 du Code Napoléon, sont des défauts cachés de la chose vendue qui la rendent impropre à l'usage auquel on la destine, ou qui diminuent tellement cet usage que l'acheteur ne l'aurait pas acquise, ou n'en aurait donné qu'un moindre prix s'il les avait connus.

Je termine par un exposé rapide des conclusions de ce travail.

La ladrerie du porc est constituée par la présence de cysticerques dans l'épaisseur des tissus de l'animal, et plus spécialement du tissu musculaire.

Ces cysticerques ne sont autre chose que des larves ou scolex de *tænia solium*.

Ingérés dans l'estomac de l'homme avec la viande de porc crue ou mal cuite, ils sont l'origine la plus fréquente, sinon exclusive, du développement de cet entozoaire.

Toutefois, les observations de Weisse (de Saint-Pétersbourg) sur la viande de bœuf crue, celles si curieuses rassemblées par M. Judas (1) dans les rapports des médecins militaires qui signalent l'endémicité du ténia en Algérie, demandent encore quelques recherches que je poursuis, et laissent

(1) *Recueil de mémoires de médecine et de chirurgie militaires.*

quelques doutes sur l'existence d'une autre source du ténia.

Les cysticerques chauffés à une température un peu prolongée de 100 degrés centigrades meurent, et la viande qui les contient, bien qu'elle reste encore indigeste, perd cependant ses propriétés malfaisantes.

Ils n'occupent jamais ou presque jamais les masses graisseuses, si ce n'est tout à fait à leur surface et dans l'interstice qui les sépare des autres tissus.

On pourrait donc, sans inconvénient, livrer à la consommation la viande de porc ladre cuite dans des locaux attenant aux abattoirs, et sous la surveillance de l'autorité, et laisser sortir sans autre contrôle la graisse fondue dans un fondoir spécial et passée au tamis.

Les cysticerques proviennent, chez le porc, de l'ingestion des œufs isolés du *tænia solium* ou des proglottis ou cucurbitains renfermant ces œufs qu'ils trouvent dans les excréments humains.

Toutefois, ils peuvent très probablement être transmis héréditairement par la mère. La ladrerie résulte donc toujours originairement de la saleté et de l'incurie dans lesquelles les porcs sont élevés.

Il y aurait lieu de répandre la connaissance de ces faits par des circulaires adressées aux populations qui se livrent à l'élevage des porcs, par l'intermédiaire des autorités municipales et des commissions d'hygiène.

Pendant la vie de l'animal, les caractères de la ladrerie sont obscurs et contestés; un seul, la présence des vésicules sublinguales, est concluant lorsqu'il existe.

Il peut manquer en vertu de conditions spéciales ou de fraudes dont profite l'éleveur au préjudice de l'acheteur, et le porc reconnu ladre et saisi est, pour le marchand, l'occasion d'une perte importante, en raison de son énorme dépréciation.

Toutes ces conditions avaient fait classer autrefois la ladrerie parmi les vices rédhibitoires.

Il y a lieu de l'y faire rentrer, et de faire ainsi supporter la perte à l'éleveur qui est le véritable coupable, et non au marchand ou au charcutier qui a acheté l'animal de bonne foi.

On obtiendra ainsi plus d'honnêteté dans les transactions et une diminution rapide de la ladrerie par les soins plus grands que prendra l'éleveur désormais forcément intéressé à produire des porcs sains.

La certitude de ce résultat important peut être nettement affirmée lorsque l'on constate la diminution notable qui s'est faite dans la fréquence de la ladrerie depuis que l'élève des animaux domestiques est devenu l'objet d'une attention plus grande et de soins hygiéniques plus éclairés.

Le travail de M. Delpech est renvoyé à l'examen de la section d'hygiène et de médecine légale, constituée en commission spéciale.

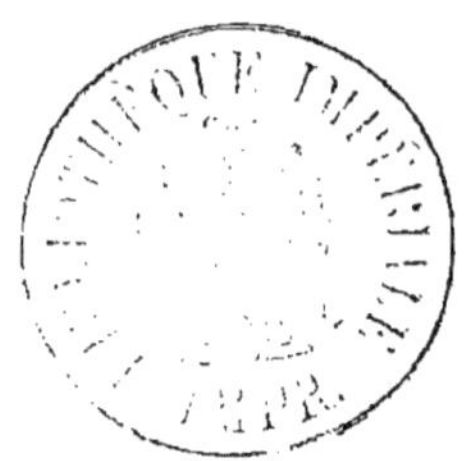

Paris. — Imprimerie de L. MARTINET, rue Mignon, 2